LA CURE-TAXE

ET LES

EAUX MINÉRALES FRANÇAISES

LA
CURE-TAXE

ET LES

EAUX MINÉRALES FRANÇAISES

PAR

Le Dr CAULET

MÉDECIN AUX EAUX DE SAINT-SAUVEUR (HAUTES-PYRÉNÉES)

---

*Lu à la Séance générale du Syndicat des Médecins
des Stations Balnéaires
et Sanitaires de la France, le 19 novembre 1896*

PARIS

GEORGES CARRÉ ET C. NAUD, ÉDITEURS

3, RUE RACINE, 3

—

1897

LA CURE-TAXE

ET LES

EAUX MINÉRALES FRANÇAISES

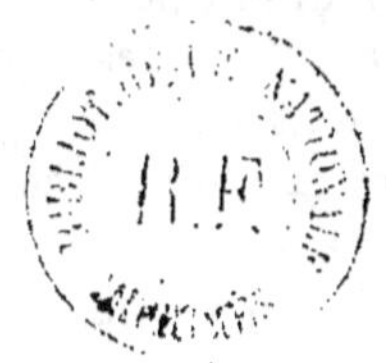

———

Messieurs, la mise à l'ordre du jour de la Cure-taxe à la première assemblée du Syndicat doit paraître singulièrement inopportune et intempestive.

Le *Syndicat général des Médecins des Stations balnéaires et Sanitaires de la France*, qui s'est constitué sous la pression de la nécessité, en présence de graves difficultés actuelles et de la crise très sérieuse que traverse depuis plusieurs années l'Industrie thermale en notre pays, a pour premier devoir de se rendre compte de la situation, et d'en reconnaître les causes.

Mais voici qu'au seuil de cette recherche se trahit parmi nous un mouvement d'hésitation. Une idée s'est fait jour en ces derniers temps, qui, supposant le problème résolu, rapporte toutes nos difficultés au vice des institutions et croit apercevoir dans la Cure-taxe un remède à tous nos maux.

Déjà, l'on réclame l'intervention du gouvernement, cet éternel refuge, ce protecteur attitré des impuissants et des « *minus habentium.* » Votre bureau s'est ému des risques qu'un préjugé, — *prae-judicatum*, jugement provisoire, — ferait courir à nos travaux ; comprenant que la Cure-taxe s'impose comme question préalable, il vous invite à l'envisager et à la

---

(1) Voir *Annales d'hydrol.*, 1896, p. 518.

discuter tout d'abord, et c'est pour répondre à son appel qui j'ai l'honneur de vous présenter les considérations qu suivent.

.·.

Vous savez, Messieurs, que la Cure-taxe est un impôt, un impôt municipal perçu par la commune et à son profit, et que doit acquitter dans la plupart des villes d'Eaux et des stations sanitaires de l'Europe Centrale, toute personne qui y demeure plus de 5 à 6 jours. La Cure-taxe frappe indistinctivement tout le monde, les malades qui viennent pour se soigner, les touristes en villégiature, les parents et les domestiques qui les accompagnent et généralement tout étranger à la localité qu'un intérêt quelconque attire et oblige à séjourner quelque temps dans la station.

Le caractère, l'importance et le mode de répartition de cet impôt varie considérablement selon les pays ; on le voit tour à tour uniforme ou progressif, compté par tête ou par famille, perçu par semaine ou par Saison... mais la nécessité de ménager les instants du Syndicat m'oblige à renvoyer pour son histoire à l'exposé qui en a été fait dans une communication sur « le développement et les traditions de quelques stations thermales Allemandes, » lue en avril dernier à la Société d'Hydrologie médicale de Paris (1). Je constate seulement que le produit intégral de cet impôt est réservé à des œuvres d'intérêt public, à l'amélioration et à l'embellissement de la station.

A tout prendre, la Cure-taxe est un abonnement, une sorte de « prix d'entrée » donnant droit au libre usage des Eaux, à la jouissance des parcs, jardins publics, à l'entrée gratuite aux divers salons de conversation, de lecture, de réunion, aux concerts et à tous les festivals, réjouissances et divertissements ordinaires de la station. Si cet abonnement revêt la forme fiscale, c'est en raison du caractère public de l'industrie thermale ou sanitaire exercée ici par la collectivité et de l'affectation spéciale imposée à son produit.

---

1) Voyez : Remarques sur le développement et sur les traditions de quelques stations thermales allemandes, par le Dr Caulet, *Annales d'Hydrologie et de Climatologie médicales*. Décembre 1896.

Il est certain, Messieurs, que la Cure-taxe a fait merveille ;
il n'est pas douteux que les villes d'Eaux d'Outre-Rhin ne lui
soient en grande partie redevables de leur vogue et de leur
prospérité.

Mais il faut reconnaître qu'elle s'adapte merveilleusement
aux mœurs laborieuses et au génie patient de l'Allemagne.
Nos voisins nous donnent l'exemple de municipalité sorties
de l'élite, exploitant directement leurs Eaux et les biens de
la Commune, n'abandonnant jamais une parcelle de leur ad-
ministration, construisant donc elles-mêmes des Thermes,
des Casinos, perçant des promenades, plantant des parcs,
bref, travaillant de tous leurs efforts pour réaliser les conditions nécessaires au traitement, au bien-être et à l'agrément
des malades.

Pour juger sainement de la Cure-taxe et de son influence
sur la continuité du développement et des progrès des villes
d'Eaux Allemandes, il ne faut pas perdre de vue que celles-ci
réprésentent, en fait, des entreprises industrielles consacrant
tous leurs bénéfices au perfectionnement de l'outillage et ne
distribuant jamais un sou aux propriétaires.

En résumé, ce qui fait merveille avec la Cure-taxe, ce n'est
pas le mode de perception des fonds, mais l'emploi qu'on en
fait.

*
* *

La Cure-taxe est-elle susceptible de s'adapter à notre lé-
gislation, d'entrer dans nos mœurs, et pourrait-elle nous
rendre service ?

La Cure-taxe étant un impôt devra être instituée par une
loi. Première difficulté ! Car l'enfantement d'une loi est tou-
jours une grosse affaire ; sans tenir compte des délais qu'il
comporte.

Il est vrai qu'en France les pouvoirs publics se dérangent
quelquefois pour pas grand chose : témoin la fameuse loi
pour la suppression de l'indemnité des Médecins, Inspec-
teurs des Eaux minérales de récente mémoire, pour laquelle
on a trouvé le moyen, — dans le but d'économiser quelques
billets de mille francs sur un budget de près de quatre
milliards, — de mettre trois fois en œuvre le Corps législatif
et le Sénat, sans parler du Conseil d'Etat et du Président de
la République !

Une autre difficulté résulte de ce que les anciens droits de passage et de séjour ayant été abolis par la Révolution, il n'existe dans le droit actuel aucune trace d'aucun impôt de ce genre, et que l'établissement de la Cure-taxe introduirait dans notre système fiscal un principe absolument nouveau.

De plus, s'il est incontestable que sous l'ancienne monarchie l'étranger habitant ou plutôt résidant temporairement en France était frappé d'une taxe personnelle, que ce droit, dont l'origine est immémoriale, a été établi sur Ordonnance Royale, revendiqué par la Royauté et perçu à son profit jusqu'à sa disparition, il n'est pas moins certain que la taxe en question n'a jamais frappé que des *non–Français;* que dès lors il sera difficile de l'invoquer comme un précédent en faveur d'une taxe de capitation à établir au bénéfice d'une station thermale ou sanitaire, sur les personnes étrangères à la localité, qu'elles soient *françaises ou non.*

C'est donc une loi d'exception qu'il faudra; et l'on doit se demander si les intérêts qui la réclament sont assez puissants pour l'imposer aux Chambres.

Mais, tout arrive ! Supposons le principe accepté et la loi votée.

Dans quelle mesure nos villes d'Eaux pourront-elles en profiter ?

Rien ne s'opposera à l'établissement de la Cure-taxe dans les stations qui prendront ultérieurement naissance ; dans les villes d'Eaux nouvelles, nées d'hier, sans histoire et sans passé ; dans toutes celles encore, très peu nombreuses, qui, ayant su conserver leurs Thermes et leurs Casinos, demeurent libres et maîtresses de leurs destinées.

Partout ici, la Cure-taxe fonctionnera régulièrement et utilement, comme en Allemagne.

Mais, comment ferait-on pour l'appliquer aujourd'hui dans la plupart de nos stations, où la Commune dessaisie n'a rien, ou presque rien, à offrir au public en échange de l'argent qu'elle lui prendrait ?

Nos édiles ont trouvé commode de se désintéresser de l'Industrie thermale et d'abandonner le tout à des Compagnies fermières. Si seulement ils avaient consacré à l'amélioration de la station, à l'agrément, à la commodité et même à l'utilité du malade le revenu fixe qu'ils se sont garanti de là sorte, la Commune pourrait être fondée à lui demander une obóle pour s'indemniser de ses dépenses. Mais le plus souvent ils ont appliqué ce revenu, dérivé des Eaux, à l'allègement des charges municipales !...

Le public, suffisamment rançonné par le fermier ne les connaît plus ; avant de battre monnaie sur lui, il faudra qu'on se soit ingénié à lui rendre service !

Il est donc clair ici que bien du temps s'écoulera avant que la Cure-taxe ait un rendement de quelqu'importance.

Je glisse, Messieurs, je n'appuie pas.

Partisan décidé de la Cure-taxe, pour des raisons d'ordre purement médical qu'il n'y a pas lieu d'exposer en ce moment, je ne me dissimule ni les résistances qu'opposeront les pouvoirs publics à son acceptation, ni les difficultés que rencontrera son adaptation aux conditions actuelles de l'exploitation de nos Eaux.

La Cure-taxe aidera certainement au développement des stations thermales et sanitaires nouvelles, qui devront surgir en grand nombre, les dernières du moins, si nous suivons, même de loin, l'impulsion qui nous vient de l'Etranger ; elle sera peut-être utile à quelques-unes de nos villes d'Eaux actuelles, mais elle ne modifiera pas de sitôt d'une façon appréciable les conditions misérables où se traînent la Médecine et l'Industrie thermales en nôtre pays.

Le Syndicat peut bien, entre temps, en poursuivre l'établissement, mais gardons-nous d'y voir un remède à nos maux.

Documents établissant l'existence d'une taxe personnelle sur les étrangers dans l'ancien droit.

I. WEISS. Droit international privé, 2ᵉ édition, page 22.

« L'étranger était appelé *Aubain* (alibi natus). Arrivé sur le territoire de la châtellenie où il veut se fixer, il doit faire dans le délai d'un an et un jour *Aveu* à celui qui tient la terre, c'est-à-dire le reconnaître pour Seigneur ; il paie de ce chef une prestation, à raison de la Tenure que le Seigneur lui concède.

« Il paie en outre une capitation personnelle, dite droit *de Chevage* ou cavage, dont le taux probablement arbitraire à l'origine, diffère avec les coutumes. »

En note : « Le droit de chevage est ainsi appelé parce qu'il est dû par tout chef de famille aubain. DEMANGEAT, droit romain p. 100 (*citation inexacte*). Une charte de Louis le Débonnaire de 825 parle déjà de cette redevance sous le nom de *census foraticus ;* il en est fait mention dans plusieurs documents de la période féodale, notamment dans une charte de l'évêque Udon, XI⁰ siècle, et dans une charte royale du XIII⁰. Voir DUCANGE, *glossarium* verbo *albani* ; (*vérifié Ducange, verbis Albani* et *Albanius.*

II. LE COUTUMIER GÉNÉRAL, éd. de 1724, 4 vol. in-8⁰, compulsé avec soin, ne fournit rien de relatif à cette taxe.

Il n'est donc pas exact de dire que le droit de chevage diffère avec les coutumes, parce qu'elles ne le mentionnent pas.

Et cela se conçoit, car c'est un droit Royal, que les coutumes n'avaient pas à réglementer ; de plus il paraît avoir été uniforme par tout le royaume.

III. DE FERRIÈRE : *dict. de droit et de pratique*, 1772, in-4⁰, verbo : *chevage.*

« Le droit de chevage est un droit de 12 deniers parisis qui se paie sous peine d'amende tous les ans au Roi en quelques provinces par les Bâtards et *Aubains mariés* qui s'y sont établis (appelés ainsi parce que chaque chef de famille marié ou veuf le doit).

Voir *Jean Bacquet*, traité du droit d'Aubaine, 3 et 4, et le *Guidon des Finances.*

IV. JEAN BACQUET (Œuvres de), Avocat du Roy en la Chambre du Trésor — à Paris chez la veuve d'Abel l'Angelier — 1612 in-folio.

1. Définition : *Aubain* est tout homme estranger, soit qu'il fasse résidence continuelle en ce royaume, soit qu'il y demeure pour un certain temps seulement, soit qu'il soit simple visiteur ou passager (page 3).

2. *Droit d'aubaine* est l'ensemble des règles qui déterminent la condition des étrangers ; établi sur Ordonnance royale par simple coutume ou consuétude (page 9).

3. Extrait du chap. IV. « au Roy seul appartient le droit d'aubaine » : les étrangers étaient anciennement tenus de bailler au Collecteur des mortes-mains leur nom et surnoms *et de payer au Roy douze deniers parisis par an au jour Saint-Rémy,* sous peine de six sols parisis et 6 deniers d'amende. Ce droit appelé *chevage,* parce que chaque chef marié ou veuf était

tenu de le payer, à l'instar des étrangers demeurant à Rome,
— et de ceux résidant à Athènes, lesquels étaient tenus de
payer tribut, 12 drachmes par homme et 6 par femme.
(page 42).

4. Chap. XII : « Estranger, ostage, messager ou simple passager est sujet au droit d'aubaine. (page 44).

Ainsi jugé par arrêt (de la chambre des comptes du
17 mars 1551, contre le vicomte Hercule, Italien.

Les ambassadeurs des puissances étrangères sont les *seuls*
exceptés.

V. Le Guidon Général des Finances. Avec les annotations de
M. Vincent Gelée (conseiller du Roy, et correcteur ordinaire
de la chambre des Comptes. Ouvrage anonyme, attribué à
J. Hennequin), à Paris J. Guignard, 1644, in-8°, p. 47 : Verbo :
chevage :

« Il a été dit ci-devant de la différente condition des étrangers avec les originaires de ce royaume, que nos premiers
Rois avaient ordonné que tous Bâtards, espaves et *aubains*
fussent tenus pour chaque année de bailler et faire mettre
par écrits leurs nom et surnoms au greffe de la justice ordinaire et de payer chaque année 12 deniers parisis au collecteur pour ce établi, qui en rendait compte, et depuis fut ordonné de le bailler au receveur du domaine de chaque pro-
vince — payables les dits 12 deniers le jour de Saint Remy,
1.er jour d'octobre sous peine de payer 7 sols et 6 deniers
d'amende. Tellement que par ce moyen on pouvait avoir
connaissance de tous ceux qui venaient demeurer en France.
Encore que pour le jour d'huy, en plusieurs provinces de ce
royaume, ce droit se lève, et qu'il se nomme *chevage* parce
que chaque chef de famille ou vefve le doit. Lequel se vé-
rifie sur le compte et précédent estat du trésorier, et le rôle
signé du greffier de la justice ordinaire, contenant par le
menu la recette desdits 12 deniers et les amendes auxquelles
ont été condamnés faute de la payer ».

(Tome I. *Des droits du domaine du Roy*).

SAINT-AMAND (CHER). — IMPRIMERIE BUSSIÈRE FRÈRES.